如何制作活力心脏

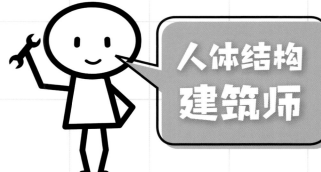

人体结构建筑师

〔英〕柯斯蒂·霍姆斯 著、绘

冯常娜 译

海天出版社
HAITIAN PUBLISHING HOUSE
·深圳·

版权登记号　图字：19-2020-156号

© 2020 Booklife Publishing
This edition is published by arrangement
with Booklife Publishing.

图书在版编目（ＣＩＰ）数据

如何制作活力心脏 ／（英）柯斯蒂·霍姆斯著、绘 ；
冯常娜译. — 深圳 ：海天出版社，2022.3
（人体结构建筑师）
ISBN 978-7-5507-3293-3

Ⅰ. ①如… Ⅱ. ①柯… ②冯… Ⅲ. ①心脏—人体生
理学—儿童读物 Ⅳ. ①R331.3-49

中国版本图书馆CIP数据核字(2021)第194724号

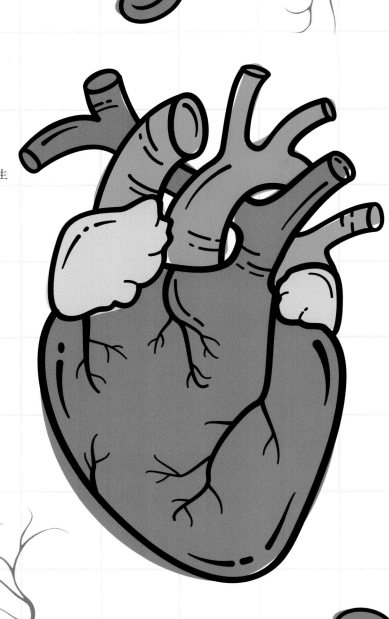

如何制作活力心脏
RUHE ZHIZUO HUOLI XINZANG

出 品 人　聂雄前
责任编辑　杨华妮　陈少扬
责任技编　陈洁霞
责任校对　叶　果
封面设计　朱玲颖

出版发行　海天出版社
地　　址　深圳市彩田南路海天综合大厦（518033）
网　　址　www.htph.com.cn
订购电话　0755-83460239（邮购、团购）
设计制作　米克凯伦（深圳）文化传媒有限公司
印　　刷　中华商务联合印刷（广东）有限公司
开　　本　889mm×1194mm　1/20
印　　张　1.4
字　　数　30 千
版　　次　2022 年 3 月第 1 版
印　　次　2022 年 3 月第 1 次印刷
定　　价　39.80 元

目录

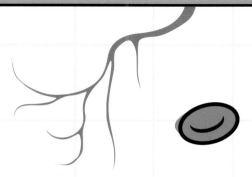
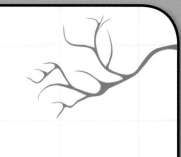

在阅读时遇到不懂的词语，可以参考第24页的术语表。

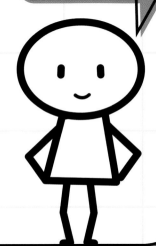

我是人体结构建筑师

嘿，你好！欢迎来到人体结构总部！我是人体结构建筑师伊恩，我的任务是带你认识人体内的神奇器官！

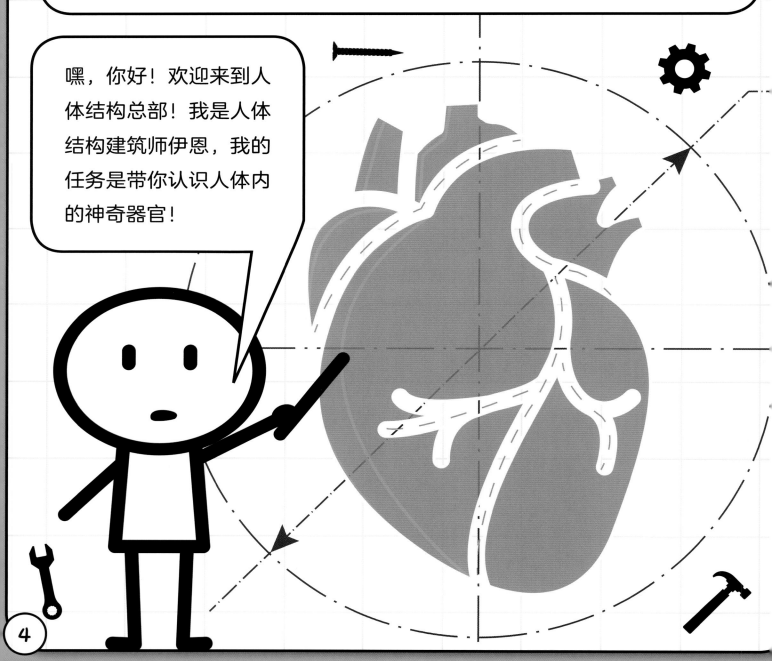

你想制作一个心脏吗？快快翻开这本书吧！注意下面这些符号，它们会帮助你探索！

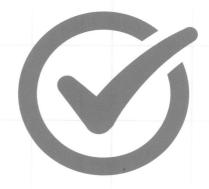

请这么做

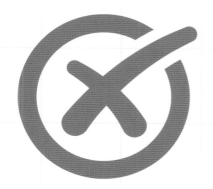

别这么做

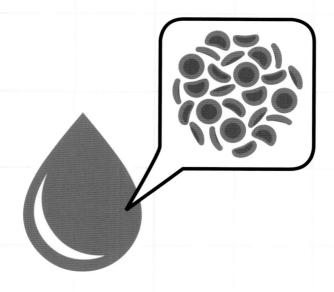

放大细节

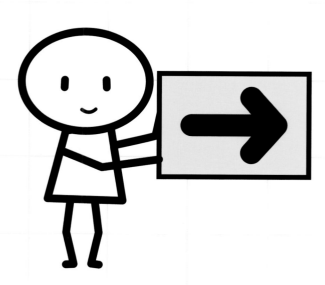

更多信息

好神奇的人体结构

你的身体就像一台不可思议的机器。它非常复杂，但又非常聪明。你的身体里有很多器官，每个器官都肩负着特殊的任务。

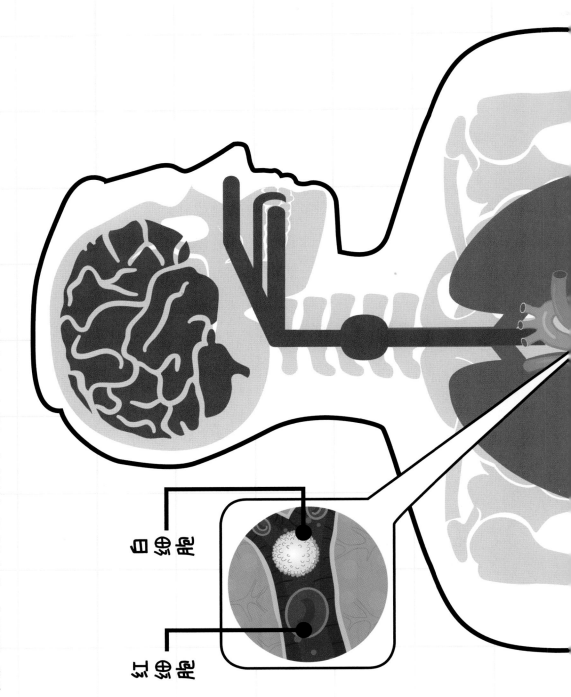

白细胞

红细胞

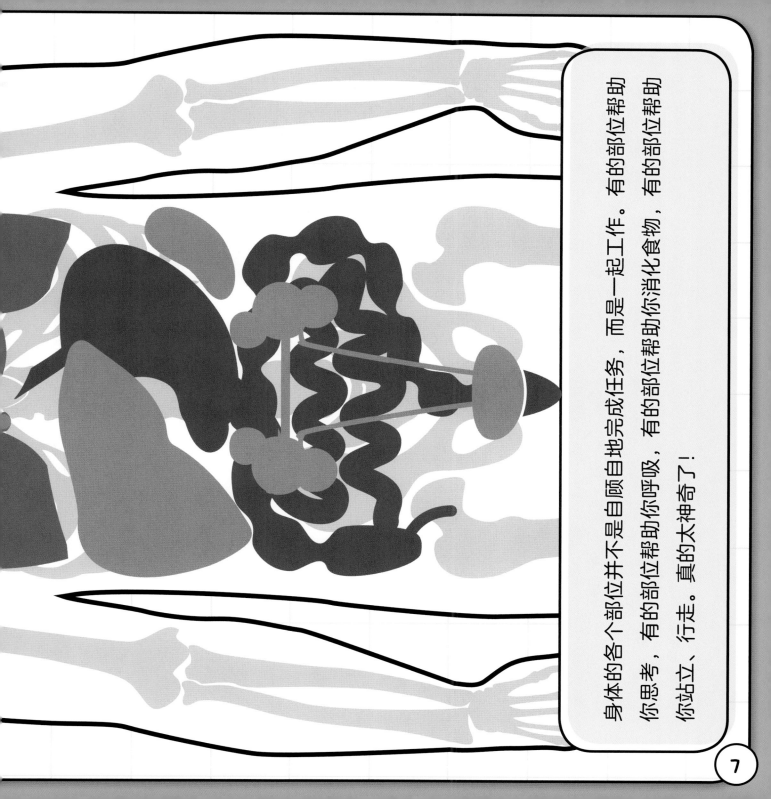

身体的各个部位并不是自顾自地完成任务，而是一起工作。有的部位帮助你思考，有的部位帮助你呼吸，有的部位帮助你消化食物，有的部位帮助你站立、行走。真的太神奇了！

7

我们为什么需要心脏

心脏是位于胸部左侧的一块肌肉，它的任务是向全身泵血。即便你睡着了，你的心脏也一直在工作。

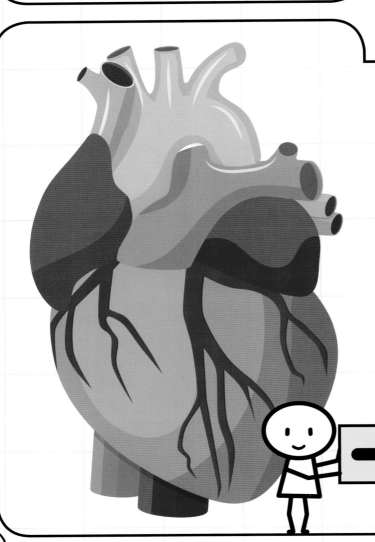

- 泵血
- 一块肌肉
- 永不停歇地工作
- 你可以听到并感觉到自己的心跳

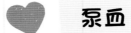

你的心脏和你的拳头差不多大呢！

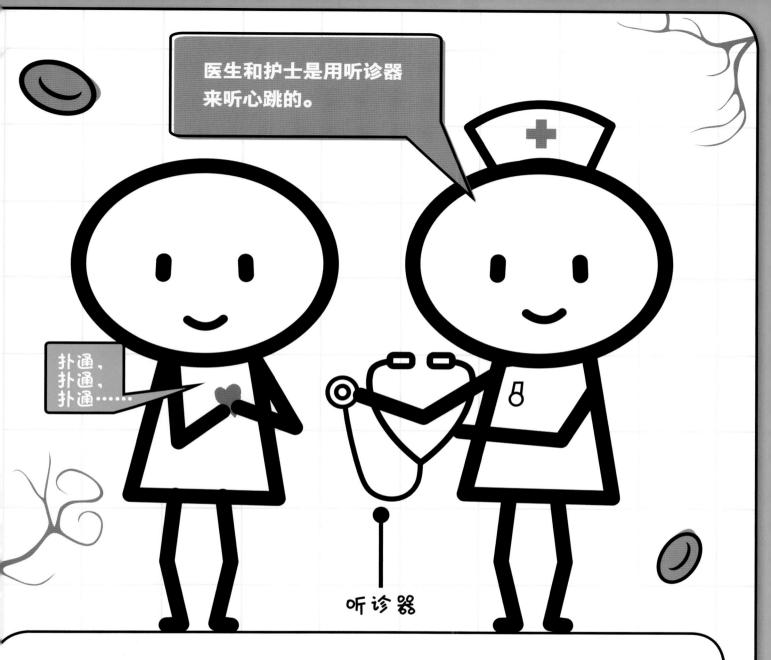

你可以听到并感觉到自己的心跳。如果你把头靠在别人的胸口，就会听到他的心脏扑通、扑通、扑通地一直在跳动。

准备好各个零件

要制作一个心脏，
需要这些零件：

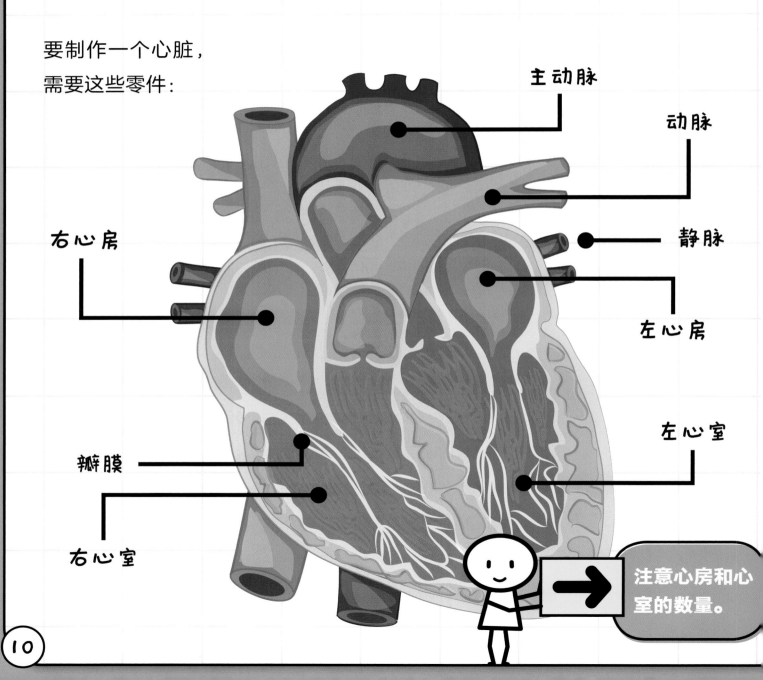

主动脉

动脉

静脉

右心房

左心房

瓣膜

左心室

右心室

注意心房和心室的数量。

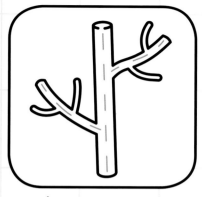

静脉和动脉

这些管道将血液输送到全身各处。

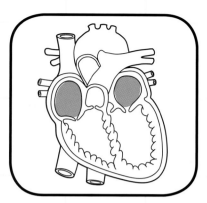

2个 心房

心房是从静脉中接收血液的两个空腔。

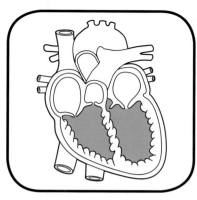

2个 心室

心室在心房的下面，它们把血液泵出心脏。

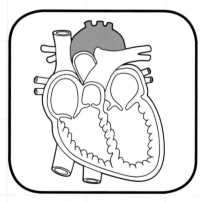

1条 主动脉

主动脉是人体最大的动脉。

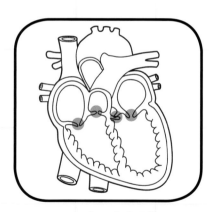

4个 瓣膜

瓣膜使血液在心脏中按正确的方向流动，并阻止血液反流。

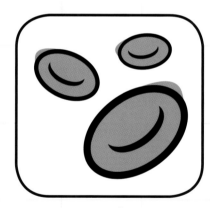

血液

血液将氧气（和其他物质）输送到全身各处。

心脏右侧的血液来自静脉，这种血液已流经全身，含氧量低。心脏把这种血液泵向肺，从而获得更多的氧气。

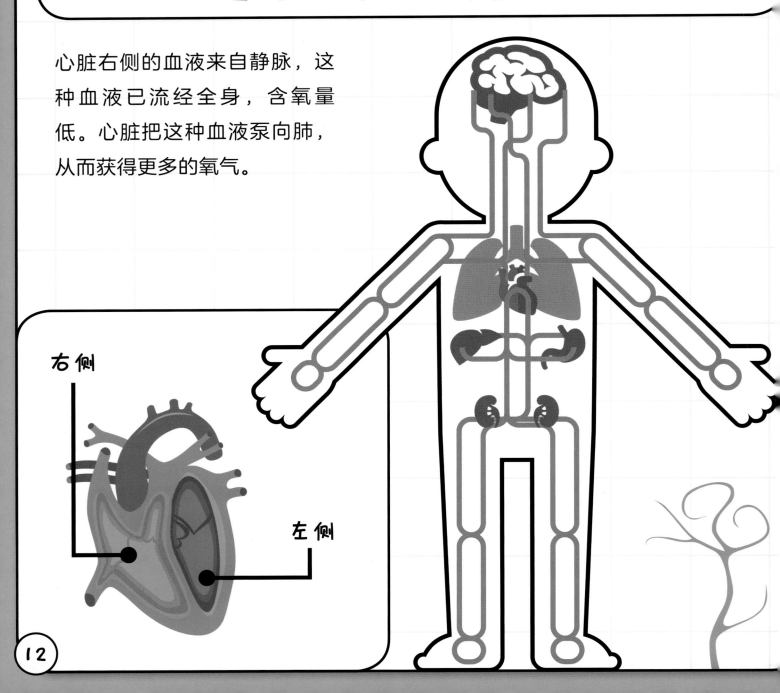

右侧

左侧

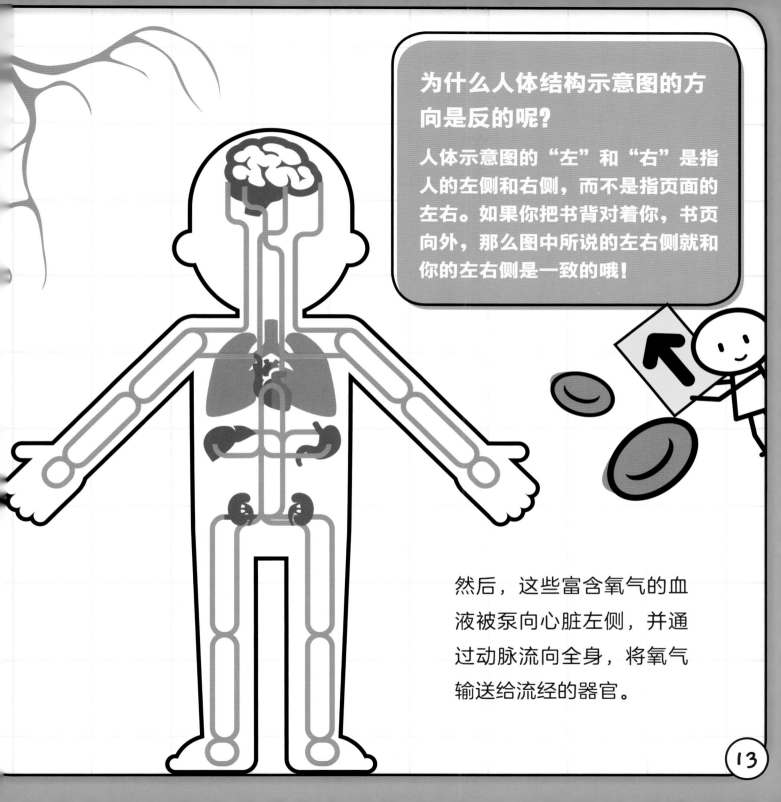

为什么人体结构示意图的方向是反的呢？

人体示意图的"左"和"右"是指人的左侧和右侧，而不是指页面的左右。如果你把书背对着你，书页向外，那么图中所说的左右侧就和你的左右侧是一致的哦！

然后，这些富含氧气的血液被泵向心脏左侧，并通过动脉流向全身，将氧气输送给流经的器官。

这种富含氧气的血液还将营养素和水输送到身体各处，并带走废物（比如身体不再需要的气体）。

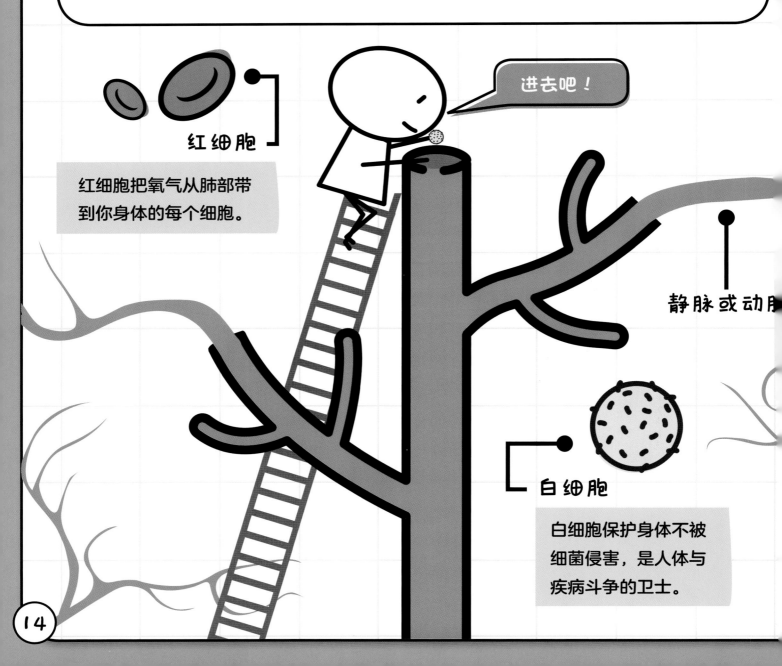

红细胞

红细胞把氧气从肺部带到你身体的每个细胞。

进去吧！

静脉或动脉

白细胞

白细胞保护身体不被细菌侵害，是人体与疾病斗争的卫士。

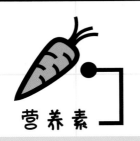

营养素

营养素存在于食物当中，有助于维持身体健康。

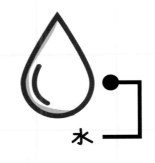

水

氧气

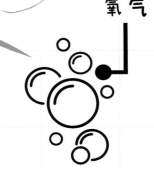

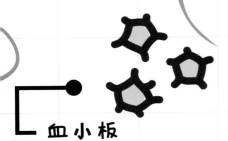

血小板

血小板能像塞子一样堵住伤口，与血细胞共同形成凝血块，从而使伤口愈合。

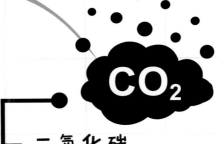

二氧化碳

这是身体产生的废气。

15

测一测 心脏功能

你想知道自己的心脏是否正常工作吗？判断你的心脏是否健康的一个简单方法，是测量你的静息心率。不会吗？让我教教你吧！

你需要：

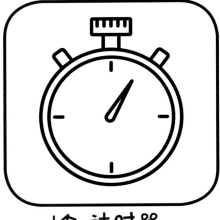

1个 计时器

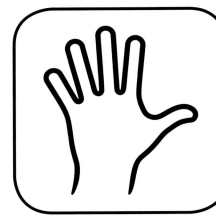

左手

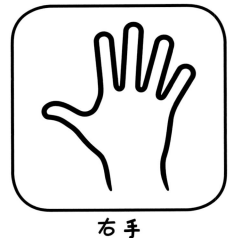

右手

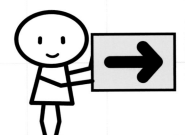

大多数儿童安静时心率为每分钟79次到110次。

1. 坐下

确保你的呼吸和平常一样，平稳而放松。

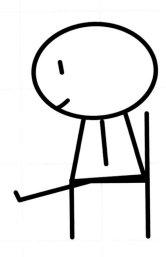

2. 把脉

把两个指尖放在你的手腕上面，拇指下方。

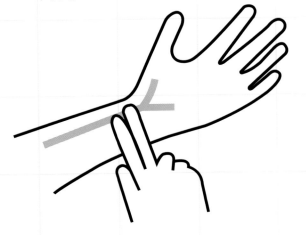

3. 计时分钟

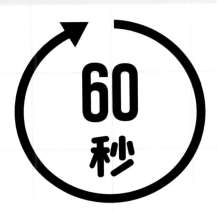

60秒

4. 数心跳

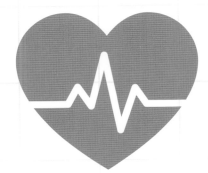

1，2，3，4，…

5. 你的心率是多少？

心率是指心脏在1分钟内跳动的次数。

呵护你的心脏：积极锻炼

心脏和你身上的肌肉一样，也需要做一些运动才能保持健康和强壮。

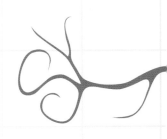

可以试试：

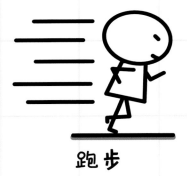

跑步

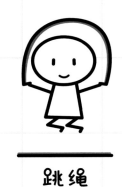

跳绳

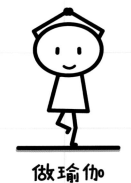

做瑜伽

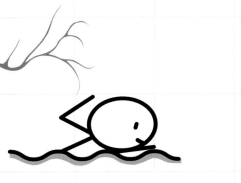

游泳

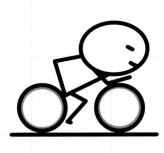

骑行

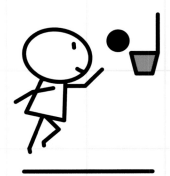

打篮球

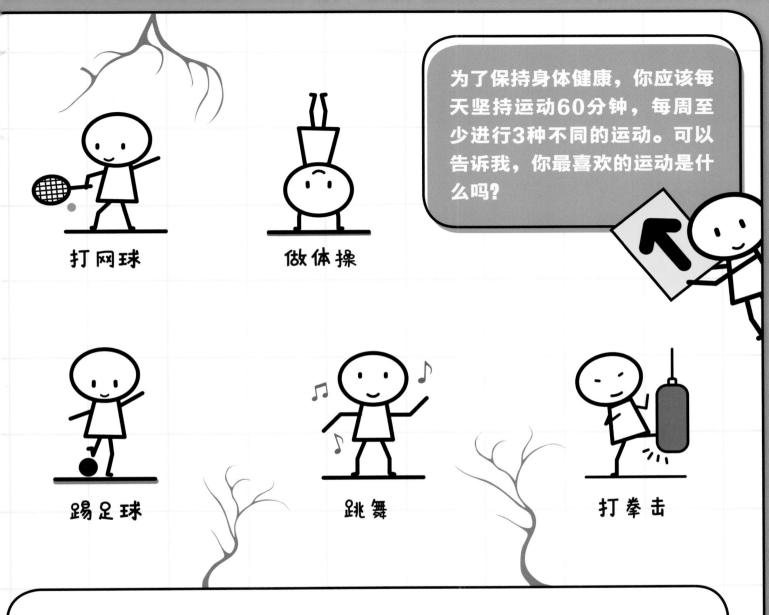

打网球

做体操

为了保持身体健康，你应该每天坚持运动60分钟，每周至少进行3种不同的运动。可以告诉我，你最喜欢的运动是什么吗？

踢足球

跳舞

打拳击

你的肌肉需要氧气，而且它们工作越努力，需要的氧气就越多。此时，你的心跳速度要变得更快才能跟得上节奏。这就是有氧运动。你的心脏和身体其他部位的肌肉一样，只有每天坚持锻炼，才能变得更强健！

呵护你的心脏：健康饮食

除了运动，多吃一些健康的食物，多喝一些水，也可以帮助你保持心脏健康。

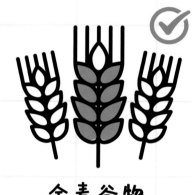

全麦谷物

多脂鱼类

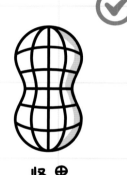

坚果

浆果

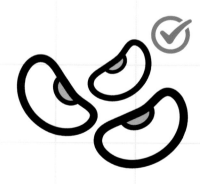

豆类

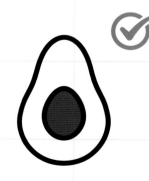

牛油果

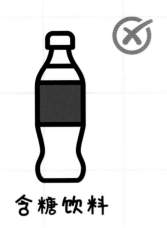

含糖饮料

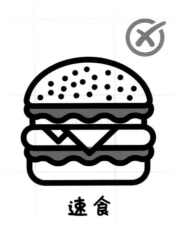

速食

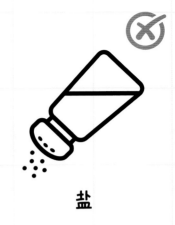

盐

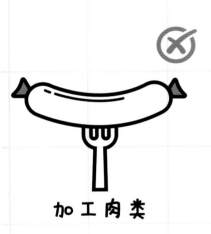

加工肉类

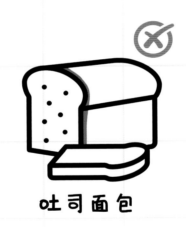

吐司面包

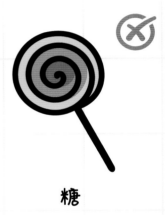

糖

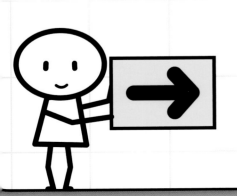

每天至少要吃400—800克水果和蔬菜、15克膳食纤维和1茶匙（约5克）以内的盐，才能更好地保持心脏健康哦！

让心脏更有活力

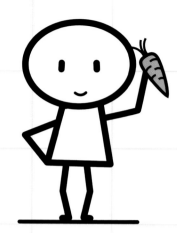

试着每天用有益心脏健康的食物来代替不健康的食物吧！坚持一周，你一定会找到新的最爱！

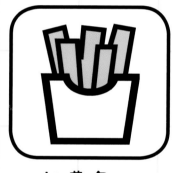

把薯条……

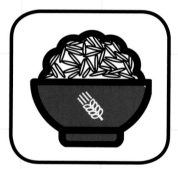

……替换成全粒大米！

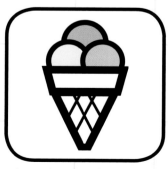

把冰激凌……

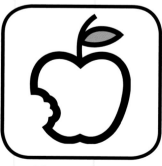

……替换成水果！

智能心脏

你能为教室或家里设计一张海报，告诉大家如何保持心脏健康吗？你会设计一些什么内容呢？

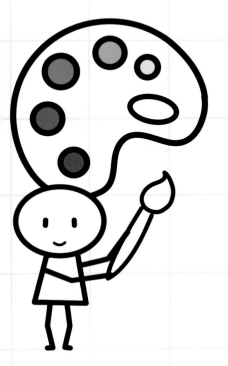

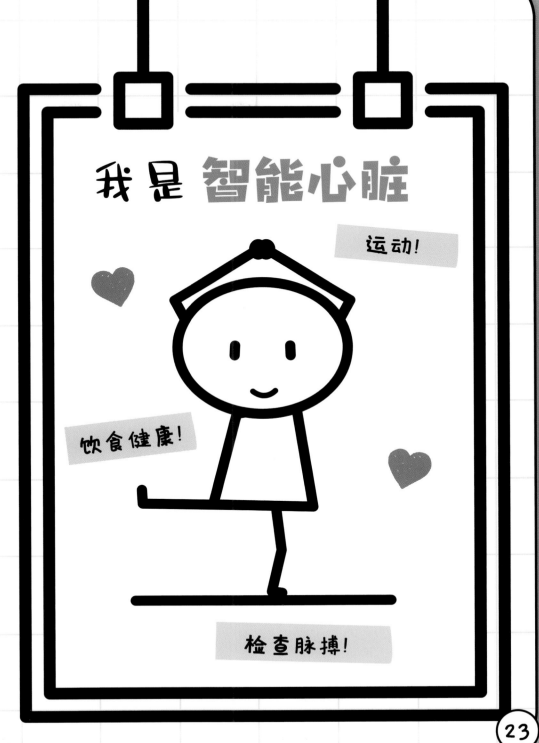

术语表

肺　　　人和哺乳动物用来呼吸空气的一对器官。

肌肉　　附着于骨骼或内脏，具有收缩能力的柔软的、有弹性的组织。

加工肉类　通过某种方式加工，使其味道更好或保存时间更长的肉制品。

气体　　像空气一样的物质，充满了所有可用的空间。

器官　　生命的组成部分，肩负着特殊而重要的使命，用来维持身体正常运转。

室　　　在一个较大的空间内的封闭区域。

血块　　一块黏稠的血液。

消化　　人和动物把食物分解成可以吸收利用的营养物质的过程。

营养素　动植物维持生命和健康所需的物质。

氧气　　生物生存所需要的一种天然气体。

索引